科学　通俗　易懂

传播医学科普　呵护百姓健康

骨结核防治

陈天宇　主编

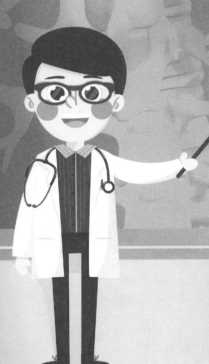

什么是骨结核？

得了骨结核，能治好吗？

腰痛就是腰椎间盘突出引起的吗？

跑步会伤膝关节吗？

特殊的关节痛：痛风

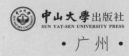
中山大学出版社
SUN YAT-SEN UNIVERSITY PRESS

·广州·

图书在版编目（CIP）数据

骨结核防治 / 陈天宇主编. —广州：中山大学出版社，2022.5
ISBN 978-7-306-07469-0

Ⅰ.①骨…　Ⅱ.①陈…　Ⅲ.①骨关节结核—防治　Ⅳ.① R529.2

中国版本图书馆 CIP 数据核字（2022）第 043948 号

GUJIEHE FANGZHI

出　版　人：王天琪
策划编辑：李　文
责任编辑：李　文
封面设计：林绵华
责任校对：谢贞静
责任技编：靳晓虹
出版发行：中山大学出版社
电　　话：编辑部　020-84110776，84110779，84111997，84113349
　　　　　发行部　020-84111998，84111981，84111160
地　　址：广州市新港西路 135 号
邮　　编：510275　　　　　　　传　真：020-84036565
网　　址：http://www.zsup.com.cn　　E-mail：zdcbs@mail.sysu.edu.cn
印　刷　者：广州市友盛彩印有限公司
规　　格：890mm×1294mm　1/32　3 印张　55 千字
版次印次：2022 年 5 月第 1 版　2022 年 5 月第 1 次印刷
定　　价：38.00 元

本书的出版，得到以下资助：

1. 广东省科技计划项目

项目名称：骨结核防治科技重大成果科普化

项目编号：2019A070701007

2. 广东省援疆农村科技（特派员）项目

项目名称：喀什地区脊柱结核规范化诊疗体系的推广和应用

项目编号：KTPYJ2021006

特此致谢！

《骨结核防治》编委会

顾　问

金大地　丁长海

主　审

黎庆初（南方医科大学第三附属医院）

主　编

陈天宇（南方医科大学第三附属医院）

副主编

王　亮（南方医科大学第三附属医院）

黄敏军（南方医科大学第三附属医院）

编　委

朱兆华（南方医科大学珠江医院）

张荣凯（南方医科大学第三附属医院）

阮光峰（广州市第一人民医院）

何　懿（南方医科大学第三附属医院）

罗　平（湖南师范大学附属长沙医院）

郑　冠（中山大学附属第八医院）

李章芳（南方医科大学第三附属医院）

范天祥（南方医科大学珠江医院）

策　划

向　荣（广州市八阳广告策划有限公司）

Contents 目录

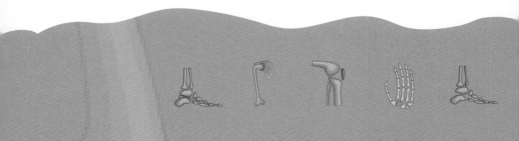

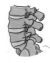 **1. 什么是结核病**

人类的历史进程总是伴随着瘟疫的梦魇。瘟疫，通常指流行性传染病，其中就包括本书的主角——结核病。

结核病患者大多表现为面色苍白，因此结核病曾被称为"白色瘟疫"或"白死病"，其与另一传染病"黑死病"（鼠疫）在导致高死亡率上不相上下，二者堪称"黑白双煞"。那么，什么是结核病呢？简单地说，结核分枝杆菌进入人体后大量繁殖，进而引起一系列身体问题的感染性疾病，就叫作结核病。因为80%以上的结核病发生在肺部，而且结核病可通过呼吸道进行传播，所以人们听得最多的是"肺结核"。其实，肺部以外的结核也不少见，如骨与关节结核、淋巴结核、泌尿系统结核、肠结核等。不过，肺外结核绝大多数源于肺结核，肺部的结核杆菌既可直接蔓延到邻近组织（如胸膜），也可以通过淋巴及血液循环扩散到身体的各个部位，比如脊柱和关节。

结核病在人体的不同器官会引起不同的症状表现，如肺结核会引起咳嗽、呼吸困难等，脊柱结核会引起腰背疼痛。不过，所有的结核病基本都会有低热、乏力、盗汗、食欲下降等慢性消耗性疾病共有的表现，导致患者虚弱、消瘦，这也对应了结核病曾经的英文名"consumption"（有"消耗"之意）。

　　结核病具有"悠久"的历史。在我国，结核病俗称"痨病"，关于其最早的文字记载应属中医典籍《黄帝内经》里"五虚五劳"的文字描述。英国伦敦大学科学家在2000多年前的木乃伊的肺部组织里发现了由肺结核导致的损伤，并从中发现了结核分枝杆菌的DNA。另外，我国科学家在湖南长沙西汉马王堆汉墓出土的女尸的肺部发现了结核病灶。历史上，许多知名人士也不幸感染过结核病，其中包括我国的鲁迅、瞿秋白、林徽因，波兰作曲家肖邦，俄国作家契诃夫，英国诗人济慈，等等。过去人们常说的"十痨九死"，就是对结核病患者悲惨命运的真实写照。

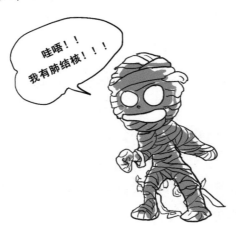

结核病于我们而言，是那么古老且又那么熟悉。迄今为止，结核病是导致死亡人数最多的传染病。每年的3月24日是"世界结核病防治日"，足见其对全世界人民生命健康的影响有多么广泛和深远。目前，我国仍是全球30个结核病高负担国家之一，每年新发结核病患者约90万例，位居全球第3位。我国中西部地区、农村地区的结核病防治形势仍十分严峻。

下面，我们讲一讲引起结核病的元凶——结核分枝杆菌（简称"结核杆菌"）。

结核病属于感染性疾病。感染就是病原体侵入人体，并在体内繁殖，对人体造成损害。人可以感染各种各样的病原体，如细菌、病毒、真菌、支原体等。比如2003年的SARS（曾称"非典"）和2020年的新型冠状病毒肺炎疫情，都是由病毒引起的。不过，引起结核病的不是病毒，而是细菌——结核分枝杆菌。什么是分枝杆菌呢？通常，细菌按照其形态可分为球菌、杆菌和螺旋菌。分枝杆菌在形态上呈细长略弯曲的杆状，同时具有分枝生长的趋势，因此而得名。分枝杆菌包含很多种类，除了结核分枝杆菌，还包括非结核分枝杆菌和麻风分枝杆菌等。

在找到致病菌之前，结核病的治疗是靠经验。直到1876年，德国细菌学家罗伯特·科赫发现了结核分枝杆菌，并于1882年正式在学术会议上报告之后，结核病的治疗才出现一丝曙光。为了纪念这位为人类健康做出特殊贡献的伟大科学家，在1982年，即罗伯特·科赫发现结核分枝杆菌100周年之际，中国邮政发行了"罗伯特·科赫发现结核分枝杆菌一百周年"纪念邮票（编号J74）。

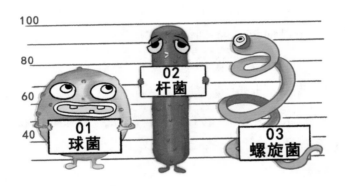

时至今日，大众对结核分枝杆菌引起的肺结核已经有了基本的了解，却对同样严重影响身体健康的骨结核认识相对不足。本书将详细介绍骨结核的防治以及骨与关节健康相关的知识。

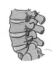 ## 2. 什么是骨结核

生活中总会听到关于"肺结核"的谈论，因此很多

人会认为结核就是肺结核。实际上这种认知是错误的。结核病灶大部分原发于肺部，随后可以转移到身体其他部位，其中骨就是肺部结核喜欢转移的地方。骨上的结核，我们即称为骨结核。

　　骨结核大多是由肺结核继发的，但也有患者没有肺结核病史，属于结核杆菌的隐匿性感染。结核杆菌感染肺部后，通过血液传播到全身其他地方，如骨骼系统、泌尿系统、消化系统等，在这些部位繁殖、形成病灶。因此，骨结核不是单纯的病变，而是全身疾病在局部的表现。骨结核占肺外结核的15%～20%，是肺外结核里最常见的类型。

　　骨结核最常发生在脊柱，脊柱结核约占骨结核的70%。此外，骨结核还好发于膝关节、髋关节及肘关节等大关节。

　　骨结核危害巨大，其可能给患者带来的危害包括：①骨结核形成的寒性脓肿可破溃形成窦道，长时间流脓不愈合，给患者身体带来很大的负担，导致患者体质变差、抵抗力降低，加重病情；②骨结核如果病变在脊柱，形成的寒性脓肿不断增大，很可能压迫神经，造成下肢瘫痪；③当病变在膝关节，可使关节肿胀及屈伸受限，进而导致腿部肌肉萎缩，膝关节周围的脓肿还可导致膝关节的脱位、膝内翻或外翻畸形；④骨结核久治不

愈，会给患者带来很大的心理压力，使患者失去治疗信
心，丧失生活动力。

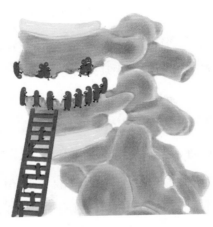

　　骨结核严重影响患者的生活质量，因此及时发现
骨结核并对其进行治疗具有重要意义。骨结核起病慢且
隐匿，患者常有低热、倦怠、盗汗、食欲减退和消瘦等
全身症状。少数病例除上述症状外还呈现急性发作，出
现高热症状。关节结核初期患者可有关节功能障碍，但
疼痛多不明显。随着疾病的进展，病变刺激或压迫其邻
近的神经根导致疼痛的发生，往往此时才引起患者的注
意。为了减轻疼痛，患部肌肉一直处于痉挛状态，以起
保护作用。当体位改变（如患者在夜间熟睡）失去肌肉
痉挛的保护时，疼痛会更加明显，使患者睡眠质量下
降。随着病变的进一步发展，骨关节和脊椎骨质破坏，
因肌肉痉挛引起的特有姿势持续不变且进一步发展，关

节活动进一步受限而出现畸形。此外，骨结核还可出现局部肿胀。四肢关节结核的局部肿胀易于发现，其皮肤颜色通常表现正常，局部稍有热感。脊柱结核因所处解剖位置较深，早期体表可无异常表现。随着病变发展，椎旁脓肿增大并沿肌肉间隙移行至体表，使体表出现寒性脓肿。

在出现上述症状后应怀疑是否存在骨结核，需要到医院进行检查。医生根据患者的情况对患者进行影像学、结核菌培养、病理组织、血液生化指标等检查，同时结合患者病史、体征及流行病学等资料进行综合分析诊断。

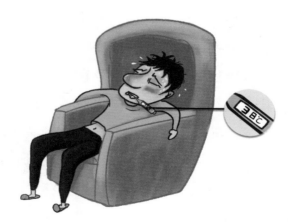

确诊骨结核后应积极治疗。患者应严格遵照医嘱服用治疗药物，不可随意减药或停药。如骨结核已经发展到严重的程度了，比如出现脓肿、瘫痪等，要进行手术治疗。通过手术把那些已经被结核杆菌破坏的骨处理干净，再把其他部位的骨镶嵌进去，并与健康的骨衔接，让它们慢慢生长在一起。此外，患者还需要注意休息，加强优质蛋白质饮食的摄入，增强机体免疫能力，同时还要注意保暖，避免受凉，以利于机体的恢复。

3. 骨结核与肺结核是什么关系

骨结核和肺结核都是结核杆菌感染引起的病变，只是病变所在部位不同而已。骨结核即是结核杆菌引起的骨的炎症。肺结核是结核杆菌引起的肺的炎症。

95%的骨结核是由肺结核传播过去的。肺部的结核杆菌通过血液传播至骨或关节滑膜中后，大部分可能被机体的免疫力消灭了，但是小部分的结核杆菌仍可能具有活力，它们被纤维组织包围，在局部形成一个小的病灶。如果机体抵抗力很强，结核杆菌可能潜伏在那里处于静止状态。当机体由于过度劳累、营养不良或其他疾病的侵袭导致免疫力减弱时，这些潜伏的结核杆菌会迅速繁殖，突破纤维组织包围，导致炎症的扩大而发病。因此，骨结核是一种继发的病灶。

在临床上，50%的骨结核患者有肺结核病史，而约3%的肺结核患者合并有骨结核。当某个地区肺结核流行时，骨结核发病率一般也会相应地升高。

骨结核患者除了出现发热、盗汗、消瘦等结核中毒的症状外，还可出现局部肿痛甚至关节功能的异常。而肺结核患者主要表现为咳嗽、咳痰、痰中带血，以及发热、盗汗、乏力、消瘦等结核中毒症状。

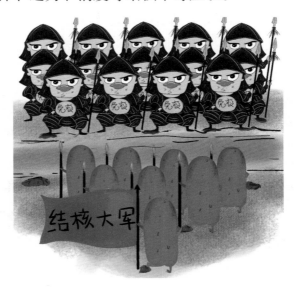

如果身体内存在骨结核，一定要注意警惕是否同时合并肺结核。胸片或者肺部CT的检查可明确肺部的病情。骨结核和肺结核的抗结核治疗原则是相同的，都要进行积极的抗结核治疗，即使用抗结核药物异烟肼、利福平、乙胺丁醇及吡嗪酰胺等药物以杀灭结核杆菌。另外，骨结核的用药疗程需要适当延长，必要时可以考虑进行手术治疗，主要是病灶清除手术。

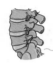

4. 骨结核会传染吗

很多人在知道骨结核是结核杆菌侵入骨内而引起的一种继发性感染性疾病、其本质与肺结核相似后，就会担心骨结核是否会像肺结核那样具有传染性。在这种担心下，人们可能会对身边的骨结核患者产生畏惧感，害怕对方将骨结核传染给自己。而抱有这种想法的骨结核患者也担心自己会将疾病传染给身边的家人、朋友。那么骨结核到底有没有传染性呢？

骨结核是否具有传染性，主要要看骨结核患者是不是处于排菌期。通常来说，如果骨结核患者的病灶没有窦道、引流管等与外界相通的途径，是不会排菌的。但如果骨结核患者的病变部位出现皮肤破溃、慢性窦道持续流脓，结核杆菌就有可能被排放至体外，此时该患者是具有传染性的。在这种情况下，如果健康者与骨结核患者排出的脓液等含菌分泌物接触，就有可能被感染。

因此，对于一般性的骨结核患者，人们不必担心其具有传染性。接触已经形成窦道脓肿的骨结核患者时要注意避免交叉感染，注意保持适当距离，对患者的分泌物或敷料进行杀菌处理，对其所用过的衣服、被褥等物品应当进行杀菌处理后才可进行第二次使用。

需要指出的是，骨结核患者如合并有其他部位如呼吸道系统和消化系统的结核病，或患骨结核后未及时治疗导致结核杆菌在体内播散性传播，从而引起身体其他部位如呼吸道系统和消化系统的结核病，就有可能引起传染。

因此，一般情况下骨结核是不具有传染性的，患者不必过于为身上的骨结核病传染问题而担心。同时，骨结核患者也要积极进行抗结核治疗，以避免结核杆菌在身体内播散性传播。

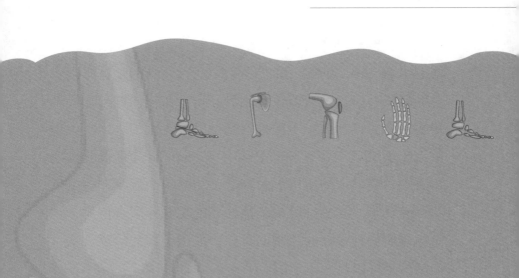

5. 得了骨结核，能治好吗

中医典籍里提及的"骨痨"就是骨结核，在很多人印象中这是一种"绝症"和"不治之症"，真的是这样吗？得了结核，特别是骨结核，能治好吗？在抗结核药物发现并使用之前，西医对于这种疾病是束手无策的。当代关于骨与关节结核的治疗始于1943年Waxmin对链霉素的发明和使用，链霉素的使用大大降低了结核病的病死率。之后随着异烟肼、利福平等抗结核药物的发明和联合使用，结核病逐渐得到很好的控制。目前，采用正规的治疗方法，骨结核是可以彻底治愈的。

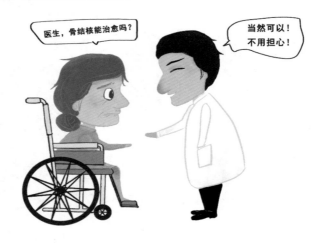

骨结核的治疗需要遵从抗结核的总体原则：早期、联合、适量、规律、全程。

（1）早期

早期治疗是治疗所有疾病的原则，骨结核的治疗也不例外。在明确诊断为骨结核后，应立即开始规范治疗，以免结核杆菌继续侵蚀破坏邻近组织，造成更大的损害。一旦形成结核冷脓肿，抗结核药物将无法顺畅地到达病灶，难以清除结核杆菌，这时需要手术干预。在骨结核早期，其症状往往不明显，诊断主要依靠临床表现和影像学检查，明确诊断后应立即给予抗结核治疗。有些早期骨结核与普通炎症乃至肿瘤都难以鉴别，此时可采用诊断性的治疗：给予抗结核治疗后观察病情的进展，如果病情改善，则可考虑诊断为骨结核，并继续使用抗结核治疗方案。

（2）联合

结核杆菌是一种古老而顽固的细菌，目前没有单一药物能彻底将其杀灭，治疗上必须联合使用多种抗结核药物。在需要长期用药的结核病化疗中，耐药突变是一种常见的自然现象，也是影响疗效的重要障碍。产生耐药性主要是细菌的靶编码基因发生突变所致。联合用药可减少耐药菌群的发育，因为发生多药耐药的概率远低于单药耐药突变。此外，针对不同菌群的联合用药可发挥化疗方案的全面抗菌作用。因此，联合用药是结核病化疗的一个基本原则。一般的抗结核药物化疗方案会使用3～5种抗结核药物联合治疗。

（3）适量

抗结核需要多种药物联合使用，而且治疗周期长。有些患者认为，既然结核杆菌这么顽固，那么增加治疗药物的剂量可以快一点将结核杆菌消灭而缩短治疗周期；也有些患者经过治疗后症状很快控制住了，没有任何不适，就认为可以停药或者减少药物的剂量，以减少药物的副作用。其实这两种想法都是不正确的。抗结核药物的治疗剂量是经过严谨的实验和临床验证得出的，加量或者减量的药物都不能让患者得到最大的获益。

（4）规律

抗结核药物有着非常严格的服用规律，有些药物需要早晨顿服，有些药物需要每天分2次或者3次服用。在抗结核治疗过程中应严格遵循服药原则，尤其是早晨顿服的药物，在治疗过程中一定要严格遵医嘱按时服用。胃肠道内的食物会影响这些抗结核药物的吸收，如果与食物同服或者餐后服用，可能会导致药物的治疗浓度不够，从而影响疗效。

（5）全程

标准的治疗方案一旦制定，就必须按照方案治疗，且保证足够的疗程，中断治疗或者提早结束治疗都有不能完全控制病情而导致结核复发的风险。

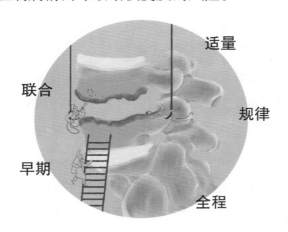

 ## 6. 多长时间能治好骨结核

很多朋友会问：得了骨结核多长时间能治好？具体时间很难说，但有一点是确定的——治疗骨结核就像打一场持久战。骨结核的治疗周期很长，这与结核分枝杆菌的细菌学特征和局部的组织结构有关。

根据结核分枝杆菌的代谢和繁殖特点，可将结核分枝杆菌分为四种类型。A类菌群最多，为代谢旺盛、处于生长发育期的菌群或可持续生长的菌群，多位于早期渗出性病变中；B类菌群存在于酸性环境中，数量少，大多处于休眠状态，代谢缓慢或基本上为静止状态；C类菌群绝大多数处于静止、不繁殖的半休眠状态，偶尔可短时间内突然生长，多位于干酪病灶、空洞壁等酸性环境中；D类是不繁殖、完全处于休眠状态的细菌，基本无代谢活性，数量极少，正常机体免疫力即可控制。

这四种类型的细菌对抗结核药物的敏感度不一样，如A类细菌容易被异烟肼、利福平、链霉素杀死，B类细菌则对吡嗪酰胺更敏感，C类细菌可被利福平杀灭，目前尚无作用于D类细菌的药物。同时，各种药物的杀菌作用也受外部条件的影响。如低氧分压和酸性环境中，链霉素的抗菌能力大大降低，而异烟肼和利福平的抗菌能力变化不大。吡嗪酰胺则适合在酸性环境下发挥抗菌作用。因此，在抗结核治疗时必须要联合用药。

而结核分枝杆菌的生长代谢缓慢，繁殖周期长，临床上在对结核分枝杆菌进行培养时需要4周才能得出结论，比一般细菌所需的时间长很多。因此，抗结核药物治疗的周期较长。

抗结核药物在血液中的浓度，特别是在病变部位的药物浓度，对疗效有很大影响。在骨结核发生、发展过程中，结核杆菌侵犯的是骨组织，骨组织的血液供应相对肺部及其他部位的软组织差，容易形成死骨和冷脓肿。结核药物在骨组织中分布浓度低，尤其是在死骨和脓肿组织中，抗结核药物浓度更低，这也是抗结核药物用药时间长的原因。

　　具体的治疗疗程见本篇"8.抗结核药物应该怎么吃"。

 ## 7．哪些药物可以治疗结核病

　　药物是治疗结核病的主要手段，目前常用的抗结核药物包括：①一线抗结核药物。世界卫生组织提倡用的一线药物有异烟肼（INH）、利福平（RFP）、吡嗪酰胺（PZA）、乙胺丁醇（EMB）、链霉素（SM）。②二线抗结核药物，如利福喷汀、氟喹诺酮类药物（如氧氟沙星、左氧氟沙星、环丙沙星等）、卡那霉素（Km）、阿米卡星（Am）、乙硫异烟胺（Eto）、丙硫异烟胺（Pto）、对氨基水杨酸（PAS）、环氨酸（Cs）。③目前正在研究或者已经进入临床试验研究阶段的抗结核新药，如德拉马尼等。一线药物是抗结核治疗的首选基本用药。

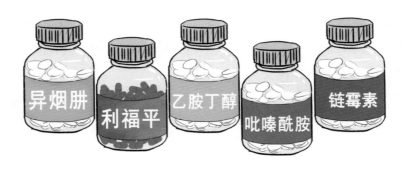

异烟肼　利福平　乙胺丁醇　吡嗪酰胺　链霉素

中医认为骨结核属于"骨痨""流痰"范畴。治法以温肾壮阳、益气健脾、滋阴养血、扶正祛邪为主。疾病初期以养肝肾、补气血、温经通络、散寒化痰等为主，方用阳和汤或大防风汤加减。疾病中期以扶正脱毒、补益气血、化瘀消肿为主，方用托里散或托里透浓汤等加减。疾病后期以补益气血、滋阴补肾、阴阳双补为主，方用人参养荣汤或先天大造丸加减。

8. 抗结核药物应该怎么吃

抗结核药物治疗方案有严格的药物组合及服用周期要求，根据有没有开始治疗分为：①初治患者，包括尚未开始抗结核治疗的患者、始治方案规则治疗未满疗程的患者、不规则化疗未满1个月的患者。②复治患者，包括初治失败的患者、规则用药满疗程后痰菌检查复阳的患者、不规则化疗超过1个月的患者、慢性持续排菌的患者。

常用方案有：①初治患者。对于单一部位骨关节结核，病程在6个月内，无窦道、不合并巨大脓肿且临床未发现肺结核征象者，推荐1年方案，即3HRSE／9HRE（异烟肼+利福平+乙胺丁醇+链霉素，联合使用3个月，然后前3种药物继续使用9个月）；除此之外，以18个月方案为佳，即6HREZ／12HRE。②复治患者。对于未知耐药者，使用18个月方案，即6HREZ／12HRE，获得药物敏感（简称"药敏"）试验结果后及时调整。对于有药敏试验结果者，可根据药敏试验结果和既往用药史制定治疗方案。若患者为多次治疗或治疗失败者，可根据患者既往治疗史制定经验性治疗方案，获得药敏试验结果后及时调整方案。③耐多药者。该类患者需要使用二线抗结核药以及新型抗结核药物。

抗结核药物中既有口服用药，也有静脉用药或者肌内注射的药物。口服药物可在院外服用，而静脉用药的使用须在医院进行，以便于医护人员督导、观察和处理药物不良反应，保证治疗的安全性和有效性。

经过抗结核药物治疗后，全身症状与局部症状都会逐渐减轻。用药12～18个月后能够撤药的标准为：①全身情况良好，体温正常，食欲良好。②局部症状消失，无疼痛，窦道闭合。③X线结果提示脓肿缩小乃至消失，或已经钙化；无死骨，病灶边缘轮廓清晰。④3次红细胞沉降率检查都正常。⑤患者起床活动已1年，仍能保持上述"①～④"4项指标。符合撤药标准者可以停止抗结核药物治疗，但仍需要定期复查。

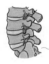 ## 9．抗结核药物有哪些副作用

但凡药物都有其副作用，抗结核药物也不会例外，因其服用周期长，导致的副作用也有其特殊性。常用抗结核药物副作用如下。

（1）异烟肼

异烟肼的副作用主要为周围神经炎、肝功能损害，偶尔可出现癫痫发作；周围神经炎一般表现为四肢远端出现麻木或烧灼感，一旦出现，加服维生素B_6，每天30～60 μg，可以改善症状。服药期间须定期复查肝功能，了解肝功能状况。如转氨酶升高须到医院就诊，视情况使用护肝药物。

（2）利福平

利福平的副作用主要为消化道症状，可出现食欲不振、恶心、呕吐及腹泻，少数患者可发生黄疸和转氨酶升高等症状，常见于药物剂量过大或患有慢性肝炎者。当联合使用异烟肼和利福平时，肝炎发生的概率是单纯应用异烟肼的4倍。

（3）利福喷汀

利福喷汀为二线用药，其副作用反应比利福平轻微，胃肠道反应较少，少数可出现白细胞减少、转氨酶升高、皮疹、头昏、发热、溶血以及四肢肌肉酸痛等情况。临床上使用利福喷汀时，应注意患者既往是否有利福霉素过敏史，如有应绝对禁用。而肝功能严重不全、胆道阻塞者及孕妇也应禁用。

（4）吡嗪酰胺

吡嗪酰胺的副作用较少见，以肝损害为主，多见于老年人。为预防该药毒性反应，每日剂量应控制在2 g以下，疗程在3个月以内。少数患者出现血尿酸升高及诱发关节痛，故有高尿酸血症和痛风的患者应禁用。

（5）乙胺丁醇

乙胺丁醇的副作用很少，是安全系数较高的抗结核药。长期服用偶发神经炎，表现为肢端麻木，服用维生素B_6后症状可缓解；偶见球后视神经炎，因此需要每月检查视敏度，若有异常应及时减量并对症处理。

（6）链霉素

链霉素的副作用主要是损害第八对脑神经即听神经，引起恶心、眩晕、运动时失去协调能力，严重者出现听力下降甚至失聪，停药后药物性神经性耳聋很难治愈，因此需要早期发现、及时处理。其对肾脏有损害，肾功能不全者不建议使用，老年患者使用时需谨慎或者减量。有过敏反应者，使用前须进行皮试。用药后还可出现发热、药物性皮疹、剥脱性皮炎，轻者停药后可消失，严重者可出现过敏性休克。

（7）对氨基水杨酸

对氨基水杨酸的副作用主要为胃肠道症状，如食欲不振、恶心、呕吐、胃部烧灼感、上腹部疼痛等，因此须饭后服药，必要时与护胃药物联用，以减轻胃肠道症状，若反应严重需停药。服药时间长可发生转氨酶升高，伴有消化道症状，如腹胀、纳差、恶心等，应定期复查肝功能。

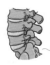

10. 吃药能治好骨结核吗

抗结核药物是治疗骨结核的基础，所有的治疗都需要以抗结核药物治疗为前提。骨结核如果能早期发现、早期诊断，在结核杆菌没有严重破坏组织结构的时候及时地进行规范的抗结核药物治疗，大部分骨结核都能治愈。治愈的前提是需要有良好的全身支持治疗。

骨结核的发病与机体免疫功能相关，免疫功能低下或缺陷给了结核杆菌可乘之机，而结核病是一种消耗性疾病，需要不断地汲取营养和养分以供细菌生长，不断地消耗宿主也就是患者的营养。骨结核患者往往病史长，大部分人体质较差，营养不足又使患者免疫力更低，结核杆菌肆意繁殖，形成恶性循环。抗结核药物能杀灭结核杆菌，但需要以人体良好的免疫力为前提，D类细菌的杀灭也需要自身的免疫系统。因此，全身营养支持治疗是治愈骨结核的必需手段。营养条件的改善、体内蛋白水平的提高以及贫血的纠正都会对骨结核的治疗起到积极的作用。有些患者做完手术一段时间后复查时，医生看到患者带着笑意的红润脸庞和明显的体重增加就知道他（她）的结核病情控制得很好。

我们一起来看看全身支持治疗包括哪些方面。首先要注意休息。平卧或遵医嘱执行，充足的休息有利于身体恢复正常的机能。必要时对患肢进行牵引、支具或者石膏制动，以保护病变部位免受进一步损害，既预防或避免畸形加重，又可以保证病变部位得到休息，减轻局部疼痛感。固定时间要足够长，一般小关节结核固定期限为1个月，大关节结核要3个月。然后是体内营养要丰富。每日摄入足够的蛋白质和维生素，机体白蛋白水平太低时可以静脉输注白蛋白，对贫血者可给予补血药物，对重度贫血或反复发热不退者可间断性输入少量新鲜血液。最后是心态要好。骨结核患者的病程长，患者容易产生悲观、消极的情绪，保持良好的心态和增强战胜疾病的信心对病情的康复很重要。经全身支持治疗、局部制动（休息）及规范的抗结核药物治疗后，大部分骨结核患者都能治愈。对于一些严重的晚期骨结核患者，则需要辅以更进一步的局部治疗策略。

局部治疗包括局部应用抗结核药物和手术治疗。局部注射抗结核药物具有药量小、局部药物浓度高和全身反应小的优点，适用于早期单纯性滑膜结核患者。在注射药物之前要抽吸脓液，用生理盐水对脓腔进行冲洗。常用注射药物为异烟肼，剂量为100～200 mg，每周注射1～2次，视关节积液的多少而定。每次穿刺时如果发现积液逐渐减少、液体转清，说明有效，可以继续穿刺抽液及注射抗结核药物；如果未见好转，应及时更换治疗方法。

很多骨结核患者因为早期没有明显的症状或者忽视了一些早期症状，到医院就诊时病情比较严重，骨或者关节结构被结核杆菌大范围地破坏，甚至出现局部冷脓肿和死骨，严重影响骨关节结构，甚至会因为骨性结构被结核杆菌侵蚀后压迫脊髓神经导致瘫痪，这时单纯地使用抗结核药物治疗不能完全治愈，需要辅以其他的治疗手段，如手术治疗。若选择手术治疗，要切开病灶排脓，彻底清除病灶，还需要进行关节融合术、截骨术、关节成形术、关节置换术以及脊柱内固定术等。

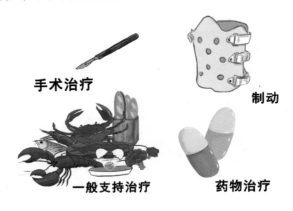

手术治疗　制动　一般支持治疗　药物治疗

11. 结核病的耐药问题有多严重

近年来，结核病防治规划的实施，医防合作的加强，结核病登记、报告制度的严格执行，使我国结核病防治工作取得了较大成绩，报告发病率和病死率显著下

降。但是，结核病耐药尤其是耐多药结核病的流行仍然
是当今结核病防治领域的重大挑战。

根据世界卫生组织发布的《2018年全球结核病报
告》，全球每年约有1000万名新感染结核病患者，其中
约60万人是耐药结核患者。耐药结核病成为全球卫生领
域的一大难题，总体治愈率仅55%。我国每年有12万例
新发耐多药患者，占世界总数的20%，居全球第2位，可
见耐药结核病的防控形势异常严峻。

12. 结核病耐药如何定义和分类

按照世界卫生组织最新的定义和分类，结核病耐药
可以分为以下五类。

（1）单耐药

单耐药指对任何一种一线抗结核药物耐药。

（2）多耐药

多耐药指对任何一种以上的一线抗结核药物耐药，
但不包括同时对异烟肼和利福平耐药。

（3）耐多药

耐多药指至少同时对异烟肼和利福平耐药。

（4）广泛耐药

广泛耐药指除同时对异烟肼和利福平耐药外，还对任意一种氟喹诺酮类药物和至少一种二线注射药物耐药。

（5）利福平耐药

利福平耐药指无论患者对其他药物是否耐药，但是通过基因型或表型方法检测确定对利福平耐药。

13. 耐药结核病有哪些危害

耐药结核病的危害远高于普通结核病，具体包括：①病程长，药物副作用大；②治疗费用高，患者负担重；③患者不易耐受、依从性差；④并发症多；⑤传染期延长，传染危害大；⑥治愈率低，死亡率高。

14. 如何预防耐药结核病

目前，大部分结核病耐药的情况都是多种因素联合作用造成的，这些因素包括：①宿主因素，如未按规定接种卡介苗、家族遗传易感性；②治疗因素，如治疗方案不合理；③结核杆菌自身因素，如结核杆菌家族的种类和毒力；④耐药基因的突变情况。

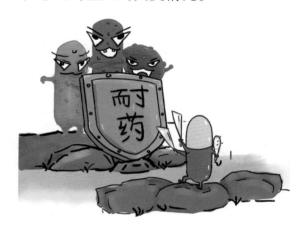

既然耐药结核病的危害如此之大，我们就更要注意预防耐药结核病的发生。如何预防感染耐药结核病？可以从以下几点入手：

1）控制传染源（患者）。发现耐药结核病应及时给予规范化治疗，使患者彻底失去传染性，在不排菌时才予以出院。控制传染源，此为预防结核病的重要环节。

2）飞沫传染为主要传播途径，因此，需要与耐药结核病患者保持1米左右距离，同时配戴N95口罩。

3）初治肺结核应联合、足量、规律、全程使用抗结核药物，避免产生细菌耐药性。

4）有耐药结核病密切接触史者，应主动到专科医院就诊。

5）养成良好的卫生习惯，打喷嚏或咳嗽要捂口掩鼻；少到人群聚集的公共场所；经常开窗通气，呼吸新鲜空气。

很多耐药结核病的产生是由于普通结核病患者不听医生的话，私自停药或间断服药。患者一旦成为耐药肺结核，治疗时间就需要18～24个月，甚至更长时间，治疗费用更高，而且治愈率较低，甚至可导致死亡。如果传染给其他人，被感染者一旦发病也会是耐药结核病，害人害己。健康忠告：与结核斗争，坚持才会胜利。

15．接种卡介苗有什么用

很多朋友都听说过出生不久的小宝宝需要接种卡介苗，那么卡介苗是一种什么疫苗？其作用又是什么呢？

卡介苗是一种减毒的活结核杆菌，是将牛型结核杆菌在人工培养基上经过13年230次连续移植传代培养后，使其对人体失去致病力，但能使机体产生免疫力的疫苗。卡介苗是全球应用最普遍的疫苗之一，接种人数超过30亿，用于预防结核病和其他分枝杆菌感染。

接种卡介苗，就是用人工方法使未感染结核杆菌的人体接受一次轻微的、没有发病危险的原发感染，刺激机体产生特异性免疫力，降低结核病的发病率。经过几十年的研究和实践观察，卡介苗已成为人类预防结核病的有效武器，特别是对儿童和青少年具有明显的保护作用。疫苗并不能完全消除结核感染的可能性，但可以显著降低粟粒性肺结核、结核性脑膜炎等结核病的发病率，极大地提高婴幼儿对结核病的免疫力。成功接种卡介苗能保护约80%人群，保护作用可维持10～15年。

按照国家要求，所有新生儿都要接种卡介苗。发育正常的婴儿刚生下来就接种卡介苗，对结核的预防效果最好。无分枝杆菌暴露史的婴儿在出生时接种卡介苗的免疫效力为70%～80%。在坚持接种卡介苗的地区，0～4岁儿童结核性脑膜炎几近绝迹，4～14岁儿童已无因结核病死亡的情况。世界卫生组织认为，接种卡介苗仍为控制结核病的主要措施之一。

对于1岁以内的健康婴儿，一般可直接接种卡介苗；但对于有明显结核病接触史及应用皮内注射菌苗者，以及1岁以上的儿童或成年人，必须先做结核菌素试验，阴性者方可接种。可采用皮内注射或多点经皮穿刺接种。接种后4～8周才产生免疫力，免疫力可维持3～4年。

2～3个月后再做结核菌素试验，阳性结果提示接种成功；阴性结果则提示应再补种。以后每3～4年复种1次，复种前也应先做结核菌素试验。

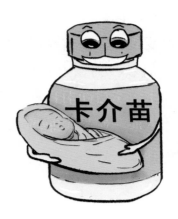

　　大多数婴儿接种卡介苗后都会在胳膊上留下卡介苗瘢痕。在瘢痕出现之前，在接种部位会出现红肿、化脓等。但家长们不必太担心，这只是接种卡介苗后的正常反应。虽然卡介苗没有致病力，但对于人体仍是异物，注射到胳膊后，人体的"免疫大军"会很快发现它们，并产生一系列的免疫反应，接种部位也就会出现红肿和瘢痕。这个伤口一般无须特殊处理，保持清洁干燥，自然愈合即可。

　　但是，接种卡介苗并非一劳永逸。卡介苗只能提供低水平的保护作用，接种后能使发病者的病情减轻一些，并限制结核杆菌在体内的扩散。据调查，接种与不接种卡介苗者患肺结核的比例为1：15，也就是说，未接种者有15人发病，而接种者仅1人发病，卡介苗并不能预防所有结核病的发生。另外，接种者不会受到疫苗的终身保护，随着接种后时间的延长，对结核杆菌的免疫作用会下降，即使反复接种卡介苗也不能增加保护力。因此，卡介苗对成人结核病几乎无预防作用。

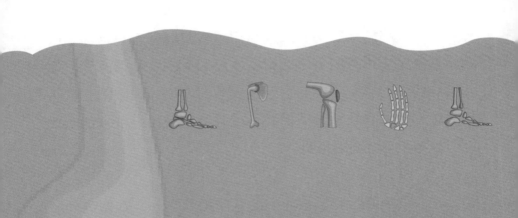

生活篇

16. 吸烟、饮酒对结核病的影响大吗

影响结核感染者发病和病情转归的因素包括细菌因素和宿主本身因素，在宿主本身因素中，生活行为习惯对疾病的影响不容忽视。说到生活习惯，大家首先就会想到吸烟和饮酒，下面我们就来简单探讨一下吸烟和饮酒对于结核病的影响。

（1）吸烟

吸烟作为肺结核发病的危险因素之一，在国内外研究中都得到了证实。吸烟对肺结核的发病、发展和预后都有显著的影响。

1）吸烟对肺结核发病的影响。吸烟会刺激咽喉、气管和支气管，诱发咳嗽，还会破坏支气管内皮细胞表面的纤毛，使呼吸系统防卫能力下降，结核杆菌就容易"乘虚而入"。流行病学研究表明，我国吸烟者患结核病的危险性是不吸烟者的1.71～5.15倍，并且存在剂量-效应关系，也就是说这种危险性会随着吸烟量的增加而增高。也有研究表明，每多吸1支烟，患肺结核的危险就较不吸烟者增高1.91倍，并且吸烟强度和持续时间与肺结

核的发病风险呈正相关。

2）吸烟对肺结核发病时的病情和预后的影响。吸烟会降低肺结核的药物治疗效果。由于吸烟者肝药酶活性增强，加速了药物在肝内的代谢，从而降低人体对抗结核药物的吸收和利用。另外，吸烟还可以引起血管收缩，抑制胰液、胆汁的分泌，同时引起胆汁的反流，破坏胃黏膜屏障，造成消化吸收障碍，使肺结核患者营养状态不佳，影响患者的预后。

（2）饮酒

1）饮酒对肺结核发病的影响。长期饮酒的人身体可能会处在一种免疫力低下的状态，而结核杆菌容易传染给免疫力低下的人群。国外研究表明，饮酒的男性，不管饮酒量多少，都比不饮酒的男性的结核病感染风险高近3倍。因此，饮酒是结核病的主要风险因素之一。

2）饮酒对肺结核发病时病情和预后的影响。对于已经感染了结核的患者，一方面由于抗结核药物对肝脏是有损伤的，饮酒会加重肝脏负担；另一方面，服药期间饮酒会改变药物性质，导致其疗效不佳。由我国多个结核防治中心联合发起的一项研究表明，通过对2067例肺结核患者基本情况及其治疗效果进行分析发现，即使患者戒酒，其2个月末痰培养未转阴率及病死率分别是不饮酒组患者的约1.4倍及1.7倍，而没戒酒的患者2个月末痰培养未转阴率是不饮酒组患者的1.3倍。结果提示，饮酒可影响肺结核疗效，增加患者2个月末痰菌未转阴率及死亡的风险。

总的来说，无论是吸烟还是饮酒，不仅会增加结核病的患病风险，也会导致结核病的转归以及预后不佳，因此结核病患者应当避免吸烟以及饮酒。

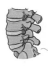

17. 如何预防结核病

前面我们说到结核病主要是结核杆菌引发的疾病。但是，一个健康人怎么会被这种病菌盯上呢？我们又该如何避免这种病菌的感染呢？首先日常生活要保持健康的生活习惯，提高自身免疫力。其次避免与结核病患者亲密接触。

18. 结核病怎么找上门

结核杆菌主要来源于排菌的肺结核患者，未被发现的排菌患者是最危险的传染源。排菌的肺结核患者在咳嗽、打喷嚏时产生飞沫，痰液干燥后细菌随尘埃飘浮在空气中。人们吸入这些被污染的空气，就有可能感染结核病。

另外，使用排菌患者用过而未经消毒的餐具或吃这类患者剩下的食物，都有可能通过饮食而引起感染。与结核患者有长期密切接触的人感染的可能性非常高，人体的免疫力低下则会增加感染结核病的概率。

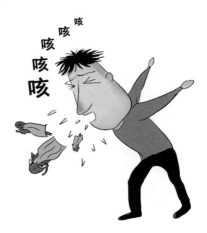

 ## 19．预防结核病的方法有哪些

预防传染性疾病一般遵循三大原则：控制传染源、

切断传播途径和保护易感人群。结核病的防治也不例外。以下是一些日常生活中预防结核病的小贴士。

1）及时发现和彻底治疗排菌的肺结核患者，从源头上消灭结核杆菌。

2）养成良好的卫生习惯。勤洗手，勤换衣，洗漱用品一人一份，外出就餐时确保餐具已消毒。

3）保持室内空气流通。据统计，每10分钟通风换气1次，4～5次后可以吹掉空气中99%的结核杆菌。

4）佩戴医用口罩。人群密集的地方，正确佩戴口罩可以预防结核病；在探访排菌或疑似排菌结核病患者时，应该正确佩戴医用N95口罩。

5）提高人体免疫力。饮食均衡多运动，规律作息少熬夜。

6）婴幼儿接种卡介苗。发育正常的婴儿刚生下来就接种卡介苗，对结核的预防效果最好。卡介苗是一种经过人工培养的无毒牛型结核杆菌的活疫苗，是我国计划免疫规定接种的"四苗"之一。

20. 如果不幸确诊结核病，该怎么办

假如不幸被结核杆菌感染，可以通过以下措施，防止结核杆菌感染身边的人。

1）尽早在专业医生的指导下开始规范治疗。

2）正确佩戴医用外科口罩，防止传播给周围人。

3）痰吐在痰盂里或吐在纸上经焚烧等方法处理。

4）注意个人卫生，经常在阳光下晒被服。

5）提倡分开饮食，专用餐具，分开清洗。

6）有条件的应单独睡，尽可能不要与孩子同睡一房。

21. 结核病患者的饮食应注意什么

结核病患者除了一定要到正规医院进行专业的抗结核治疗外，饮食也是非常重要的。

（1）宜吃的食物

多数肺结核患者发病是由于机体营养不良、免疫力

低下，而结核病本身又是一种慢性消耗性疾病，所以肺结核患者宜进补。结核病患者日常饮食原则为"三高"食品，即高蛋白、高热量、高维生素食物。

（2）不宜吃的食物

结核病患者应尽量避免食用辛辣、刺激性食物，如辣椒、咖喱、胡椒、生葱、韭菜。因为辛辣、刺激性食物会引起或者加重患者的咳嗽症状，部分患者可能由于食用辣椒素含量过高的食物引起药物性皮疹，影响结核病的诊治。

某些无鳞的海鱼以及不新鲜的海产品也不宜食用，因可能诱发过敏或者增加药物过敏的概率，引起结核病患者的不适症状。

油腻的食物容易加重胃肠道的负担，对肺结核患者的康复十分不利。油腻的食物还具有生痰的作用，也会加重肺结核的症状。

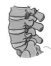

22. 结核病患者可以参加体育锻炼吗

大家都知道，结核病本身属于消耗性的疾病，患者不能从事过劳的工作，需要保持充足的休息时间，并且要坚持用药才能达到一定的治疗效果。那么，结核患者可以参加体育锻炼吗？答案是肯定的。结核病患者适当参加体育锻炼，可以增强呼吸循环功能，促进气体交换和胃肠蠕动，增加消化液的分泌，提高食欲，改善睡眠，增强身体抵抗力，这对病灶吸收和提高药物疗效都是有好处的。但是，结核病患者一定要遵循"适量适度，循序渐进"的原则，切忌不可盲目锻炼，否则可能导致结核病复发或者加重。以下是结核病患者锻炼时具体注意事项：

1）选择空气质量佳的运动场所。

2）坚持经常锻炼，运动量要适中，强度不可过大。

3）若出现心慌、头痛、咳嗽、大量出汗、体温升高、食欲下降，以及经过十几个小时的睡眠仍不能消除疲惫不适感，就表明运动量过大，需要调整或休息几天。

4）仅有咳嗽、咳痰的轻症患者及恢复期患者可以选择散步、太极拳等项目，注意要选择适合自己的运动节奏和运动时间，最初锻炼时间为10分钟，以后可以逐渐增加至每天20～30分钟。

5）恢复期患者可以参加轻体力劳动，同时要保证充足的睡眠。

6）不宜进行耐力性运动，如长距离的跑步、游泳、骑车等；对于造成用力憋气的运动，如举重、单双杠等也不宜参加。

以下患者禁忌体育锻炼：进行期或急性期的各型肺结核者；全身一般状况较差、重度衰弱和消瘦（体重减轻四分之一以上者）者；有咯血症状，或合并活动性淋巴结结核、肠结核、肾结核、腹膜结核者；日间发热，体温在38 ℃以上者。

除了上述锻炼注意事项，我们推荐如下几个比较适合结核病患者的体育锻炼项目。

（1）太极拳

很多老年人在平时都有打太极拳的习惯，肺结核患者如果想要达到强身健体的功效，平时也可以坚持打太极拳。不过要根据个人的情况掌握好锻炼的时间，最好每次练习的时间不超过半小时。

（2）散步

坚持每天散步半小时对肺结核患者的治疗能起到很大的帮助。散步的时候尽量选择平坦的地面，不要有太大的坡度。如果病情尚不稳定，建议减少散步的时间，或者尽可能地卧床休息。

（3）广播体操

在症状不是特别严重的情况下，可以选择节奏比较缓慢的广播体操来活动自己的筋骨。需要注意的是，做广播体操的时候动作幅度不要过大。

总之，结核病患者遵循"适量适度，循序渐进"的原则进行规律性体育锻炼，对病情恢复有非常大的好处。我们建议，在医生指导下，只要不属于禁忌体育锻炼的情况，所有结核病患者都应该制定适合自己的运动治疗方案，这不仅有利于结核病的恢复，还有利于增强抗病能力、防止病情反复。

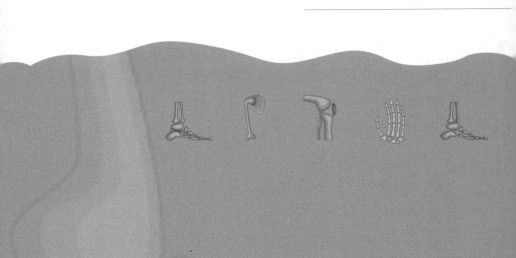

23. 腰痛就是腰椎间盘突出引起的吗

腰椎的主要作用是支撑身体，使人可以完成弯曲、旋转等动作，保护前方重要脏器和脊髓神经。腰椎的主要结构包括骨骼、肌肉、韧带、神经、血管等。腰部骨骼主要由腰椎构成，起支撑作用，为肌肉、韧带提供附着点，同时也为血管、神经的走行提供通道。腰椎椎体之间有椎间盘，健康的椎间盘具有很好的弹性，能缓冲脊柱受到的压力；但当退变、外伤或其他原因导致椎间盘发生病变时，会引起一系列症状，其中包括常见的腰痛。而腰部其他任何结构或者成分发生异常也可能导致腰痛。因此腰痛不一定就是腰椎间盘突出引起的。

那么，腰痛常见的原因有哪些？

首先是腰部劳损。腰部劳损是腰部韧带、肌肉、肌腱等在拉伸过程中出现不同程度微小损伤，导致腰痛、酸胀等。过度劳累或运动姿势不当都可能导致损伤，急性损伤常见于年轻人，可持续几天至几周时间；而慢性损伤多见于40岁以上人群，持续时间可达3个月以上。

其次是神经刺激。神经刺激是另一重要腰痛原因，而腰椎间盘突出刺激神经根属于神经刺激中较常见的一种。腰椎间盘突出是一种对腰椎间盘形态的描述，椎间盘位于两个椎体中间，当外伤或退变因素导致椎间盘超出其在身体内的正常范围时，我们称其为突出。当椎间盘病变很轻微时，我们会用"膨出"来描述。当CT或者磁共振（MRI）描述中出现"椎间盘膨出"字眼时，往往只是形容一种影像学的表现，而有此表现的人较少出现不适。但当突出较为严重时，甚至可能"脱出"进入椎管内，一般都会出现症状。尤其是当突出压迫到神经时引起下肢的放射状疼痛麻木时，我们称其为腰椎间盘突出症，这就变成了一种病。人们常说的坐骨神经痛也是腰椎间盘突出后压迫神经所致，但腰椎间盘突出导致的疼痛常常是单侧肢体症状。

然而，神经受刺激的原因不止包括椎间盘突出，因为腰椎神经是由椎管内脊髓发出，经过各种解剖结构到达体表，凡是神经走行途中任何身体结构发生非正常改变都可能刺激神经引起疼痛症状。例如，骨性结构发生改变，有些是先天发育问题，比如先天性脊柱侧弯。骨性结构的发育异常可导致神经根易受刺激引发疼痛。更常见的是退变性改变，随着年龄增大，机体各种机能不断下降，关节软骨退变、磨损导致局部骨质增生可刺激神经，如果关节退变导致椎体不稳，严重者出现椎体滑脱时，也会出现腰痛症状。老年患者骨质疏松，椎体压缩性骨折发生率非常高，轻微暴力比如打喷嚏都可能诱发骨折，椎体压缩性骨折严重者常伴有剧烈腰痛。除了骨性结构外，软组织结构异常也会引发神经刺激症状，如原发肿瘤或者转移瘤；病毒感染，如带状疱疹也可能引发神经炎症，出现腰痛症状。

其他引发腰痛的原因还包括泌尿系统结石、妊娠、妇科疾病等因素。泌尿系统结石引起的腰痛，常呈突发性剧痛，结合病史及查体，可与椎间盘突出引发的腰痛鉴别；怀孕后，由于胎儿等机械压力作用，激素导致孕妇身体结构改变，如韧带松弛，孕妇容易出现腰痛；妇科疾病如子宫肌瘤、子宫内膜异位等也可导致腰痛症状。

因此，腰痛是腰椎间盘突出的常见症状，但不一定是腰椎间盘突出引起的。

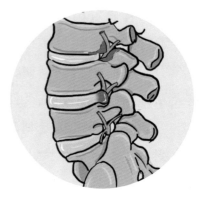

腰关节

24．脖子痛就是颈椎病引起的吗

答案是否定的，绝大部分脖子痛不是颈椎病引起的。

脖子为什么会痛，首先要了解脖子，即颈部的结构。

颈部是由7个颈椎呈叠瓦式分布组成骨性支撑，颈椎后方骨性结构形成椎管，包绕着脊髓和神经。颈椎前方骨性结构称为椎体，椎体之间是椎间盘。颈部结构还包括表面的皮肤、颈部肌肉、动静脉、淋巴结、甲状腺、甲状旁腺、食道、喉和气管。影响颈部这些组织的任何疾病或状况都可能导致颈部疼痛。

颈部疼痛非常常见，颈椎病只是引起颈部疼痛的其中一种疾病。那么，什么是颈椎病呢？

颈椎病是以椎间盘退变为病理基础的疾病。颈椎长期劳损、骨质增生、椎间盘突出、韧带增厚等改变致使颈椎管内脊髓、神经根或动脉受压，引起多种临床症状，包括颈背部疼痛，四肢的疼痛、麻木、乏力，行走不稳，等等。

颈椎病分很多类型，其中最常见的是神经根型和脊髓型。

神经根型颈椎病，顾名思义，就是椎间盘退变导致神经根受压，典型的症状是颈部和（或）一侧上肢出现疼痛、麻木不适。大部分神经根型颈椎病在休息或保守治疗后可好转，少数不缓解者需要手术治疗。

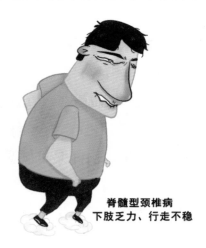

脊髓型颈椎病
下肢乏力、行走不稳

脊髓型颈椎病典型的表现是下肢乏力，行走不稳，可伴有胸腹部束带感、脚踩棉花感，严重者出现大小便控制障碍。由于脊髓型颈椎病常常会不断加重，因此建议此类颈椎病患者尽早就医，由专科医生评估治疗方案。

除了颈椎病，累及颈部其他组织和结构的疾病也会引起颈部疼痛。常见的疾病除了退行性椎间盘疾病，还包括颈部劳损、骨关节炎、颈椎椎管狭窄、姿势不良、颈部外伤等。

颈部疼痛也可能来自常见的感染，比如咽喉部病毒感染，导致淋巴结（腺体）肿胀和颈部疼痛。疼痛也可能来自罕见的感染，例如颈部结核、颈部脊柱骨感染和脑膜炎（通常伴有颈部僵硬）。疼痛也可能源于直接影响颈部肌肉的情况，例如纤维肌痛和风湿性多肌痛，或者睡觉姿势不当出现落枕等情况。

脖子痛看医生时最常做的检查是颈椎X线，经常会看到检查报告上有"生理曲度变直""骨赘增生"等描述。这个问题大吗？需要做什么处理吗？

随着人们每日使用手机和电脑的时间不断延长，长期伏案低头的生活方式导致人体生理结构发生改变，正常颈椎呈前凸状态，长期低头导致颈椎前凸变小，甚至消失，即报告所称生理曲度变直。生理曲度变直提示颈椎正常生理结构已经开始发生改变，但大部分还不会导致严重症状，通常通过改善生活习惯后可有好转；反之，如果持续加重则可能出现颈椎后凸，即颈椎反弓，此时可能引起较严重的症状。骨赘增生是退变的一种表现，就像白头发一样，人年龄增大时头发会变白，有些人操劳过度白头发可能长得更早，绝大部分骨赘增生不需要特殊处理，只有极少数骨赘增生压迫到神经或者脊髓引发临床症状时才需要进一步治疗。

 ## 25．为什么会肩膀痛

　　肩关节是"球窝"关节，手臂上端骨（肱骨）头部呈球状，肩胛骨侧则有窝状结构，由于球窝关节较浅，球端可运动范围很大，从而使肩关节成为人体活动度最大的关节。但又因为它是很浅的球窝关节，该窝状结构的不足之处是球端更容易脱出，发生关节脱位。

　　除了骨性结构，关节为增强保护作用，周围包裹覆盖有肌肉和肌腱，形成袖套样结构，称为肩袖。同时关节内骨面由软骨组成，具有良好的缓冲作用，周围的滑膜可产生关节液润滑关节，营养软骨，共同维持肩关节的窝状结构和生理功能。而当关节受外力等因素发生损伤甚至脱位时，周围结构也会由于损伤出现对应的症状，造成肩关节功能障碍。

　　肩部问题大多可以分为四类：肌腱发炎（滑囊炎或肌腱炎）或肌腱撕裂、关节不稳定、关节炎和骨折。其他少见原因还包括肿瘤、感染和神经刺激，如颈椎病压迫神经也可能出现肩痛症状等。

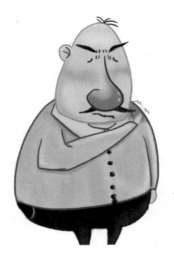

第一，滑囊是充满滑液的小囊，可缓冲骨与软组织间的摩擦，过度用肩时可能导致滑囊炎，如常见的肩峰下滑囊炎，同时滑囊炎又常合并肩袖肌腱炎，可能使梳头或穿衣服等日常活动变得困难。

第二，肌腱是像绳索一样的结构，把肌肉与骨骼相连，可发生急性或慢性损伤。比如掷球运动过程可能导致急性肌腱撕裂，而随着年龄增大，关节退变反复磨损则更多导致慢性肌腱损伤。急性或者慢性损伤都可能会导致肌腱炎症，同时部分撕裂与完全撕裂又会引起不同的症状。

第三，当肩部受伤或过度使用时，肱骨球状的头部从肩关节窝中脱出，会发生肩关节不稳定。而一旦韧带、肌腱以及肌肉发生撕裂或者松弛时，脱位就更容易反复发生，导致肩部疼痛和不稳定，同时反复脱位又会导致关节炎风险增加，造成恶性循环。

第四，关节炎也是肩膀痛的常见原因，包括不明原因的软组织炎症，比如冻结肩，也就是人们常说的"肩周炎"。人们为了避免关节活动所致疼痛通常会减少肩关节运动，这反而导致关节软组织黏连，进一步加重运动受限。骨关节炎则多与慢性磨损相关，尤其是随着年龄增大，关节退变导致磨损不断加重，导致关节炎。

第五，肩部骨折也会引起肩膀痛。年轻人肩部骨折通常是高能量损伤所致，比如车祸或者剧烈对抗性运动，而老年人由于骨质疏松等原因，轻微暴力即可发生骨折。

因此，肩膀痛的原因很多，不只是人们常说的肩周炎，当然也不只是"肩袖损伤"。当症状较轻微时，可以自行休息恢复。但如果疼痛是突然出现，或者持续出现剧烈疼痛，或者自行处理两周后疼痛症状仍不缓解，则需要及时就医，进行相应的查体与影像学评估，明确病因，遵照医生的建议进行相关治疗或康复训练。

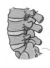

26．脚扭伤了怎么办

　　脚扭伤，俗称"崴脚"，学名为"踝关节扭伤"。踝关节是人体离地面最近的负重关节，站立时，全身重量落于踝关节上，行走和运动时则负荷更大，其缓冲能力有限，容易受伤。急性踝关节扭伤是生活中最常见外伤之一，而在全身关节韧带扭伤中更是排在首位。但由于不被重视，脚扭伤时半数以上的人不会去看医生。而急性踝关节扭伤处置不当时可发生反复扭伤，发展至慢性踝关节不稳，乃至创伤性关节炎等较严重情况，造成行动不便，影响生活质量。那么脚扭伤了怎么办？我们需要懂得以下几个问题。

（1）什么情况下需要看医生

　　脚扭伤后如果疼痛剧烈，局部淤血肿胀明显，影响活动和行走，出现这类情况较多伴有骨折和（或）韧带撕裂伤，应考虑去医院检查。以下情况同样需要小心。比如骨折发生在非承重骨，受伤后是可以行走而不引起疼痛的；首次扭伤，韧带撕裂疼痛较为剧烈，而多次扭伤后，韧带进一步撕裂可能疼痛症状较轻，而韧带部分撕裂可能发展成完全撕裂而导致踝关节不稳；如果受伤休息5～7天后症状仍较受伤时改善不明显，也需注意是否存在骨折和韧带撕裂可能。另外，反复发生脚扭伤，即使症状不严重，也建议及时就医。对于踝关节损伤情况，渥太华脚踝损伤诊断标准（Ottawa ankle rule）中通过简单的体格检查可以判断是否足踝部骨折：扭伤后如果易发生骨折的部位（4处）存在明显压痛，同时受伤即刻或就医时患肢不能独立支撑体重（走4步），则需高度怀疑足踝部骨折。虽然本检查方法敏感性高，但不建议非专业人套用，以免因为经验不足发生漏诊。

（2）自行处理的方法有哪些

如果没去医院就诊，自行处理时要掌握几个原则——RICE原则。

1）休息（Rest）。让受伤的踝关节休息需要做到两点：一是避免负重行走，二是避免反复揉搓。如果条件允许，尽量避免行走，至少要避免患肢负重行走，可利用拐杖等辅助工具行走。部分人在扭伤后喜欢外敷药并大力揉搓，如果处理不当反而会加重症状，导致局部再损伤。

2）冰敷（Ice）。受伤后立即用冰敷患处效果较好，每次冰敷约30分钟，每4小时一次。受伤后72小时内均可冰敷。冰敷时需要小心局部皮肤被冻伤，冰块不可直接接触皮肤，可用毛巾包裹，以皮肤感受到凉意即可，无需过度追求低温。

3）局部加压（Compression）。急性损伤时，局部使用弹力绷带等进行加压包扎，有利于局部消肿；但过度加压可能造成远端肢体肿胀缺血，因此加压包扎建议在专业人士指导下进行。

4）抬高（Elevation）。垫高脚底，使受伤部位略高于心脏的位置。平卧时，下肢抬离床面至少30°以上。这样有利于促进血液回流，减轻局部肿胀，尤其夜间睡眠期间建议抬高下肢。

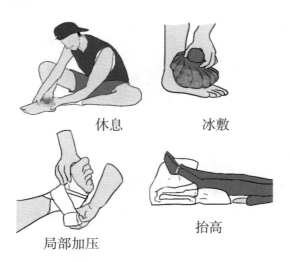

休息　　　　　冰敷

局部加压　　　　　抬高

（3）如何预防脚踝扭伤

曾经发生过脚扭伤的人相对更容易出现再次扭伤。那应该如何预防呢？①避免在不平整的场地，比如砂石路面、楼梯等容易发生踝关节损伤的场地运动；②穿鞋底柔软、包容性舒适的高帮鞋，以缓冲外力对踝关节的冲击；③运动前充分热身，注意运动姿势和技巧，避免出现足过度内翻或者外翻的情况；④加强肌肉锻炼，比如负重蹲跳等动作可以增强踝关节周围肌肉力量，对于踝关节稳定性有保护作用，可有效预防踝关节扭伤。

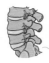

27．为什么会膝盖痛

膝盖即膝关节，膝关节为人体重要的负重关节，其所承受的力量较大且使用频繁，因此容易受到损伤，膝关节结构受到损伤后会出现关节疼痛。那么哪些原因可能导致膝关节疼痛呢？

（1）运动过量

运动过量导致膝关节负荷增加可造成关节骨小梁微损伤、骨髓水肿、关节积液等改变，这些改变会导致膝关节疼痛。因此我们在运动时要量力而行，增加运动量时要循序渐进。运动时要穿运动鞋，可以对膝关节起到保护作用。爬山时膝关节所受负荷较大，可能会导致膝关节的损伤。因此爬山时可考虑使用登山手杖以减轻膝关节受力。

（2）膝骨关节炎

膝骨关节炎是中老年人群中膝关节疼痛最常见的原因。发生膝骨关节炎时膝关节内几乎所有结构均受累，除可引起膝关节疼痛，还可导致膝关节功能障碍。因此膝骨关节炎严重影响患者的生活质量。目前膝骨关节炎尚无可逆转病情的治疗方法，疾病晚期只能进行膝关节置换。肥胖、不适当的运动及较弱的大腿肌力都会导致膝骨关节炎的发生及恶化。因此，患者可针对上述危险因素进行调整，如降低体重，减少爬楼等对膝关节伤害较大的运动，选择靠墙静蹲等方式训练大腿肌力。必要时可使用抗炎止痛药缓解疼痛。

（3）半月板损伤和半月板周围炎

半月板位于膝关节处的胫骨和股骨之间，具有缓冲震荡、让关节应力均匀分布等功能。然而半月板在运动或者发生外伤时非常容易受到损伤，且由于其血供较差，损伤后很难自行修复。半月板损伤后屈伸关节时可有疼痛感，轻度的半月板损伤常伴有半月板周围炎，其可能导致半月板持续性的疼痛。在怀疑有半月板撕裂时应找关节骨科医生明确诊断，必要时需进行关节镜手术治疗。

（4）韧带损伤

膝关节内有多条韧带，其保证了膝关节可以稳定而灵活地运动。然而运动或外伤可导致韧带的损伤甚至断裂。韧带受伤后可导致关节结构不稳，久之可导致关节内其他结构如软骨等的损伤进而造成关节的疼痛。因此当运动或外伤后膝关节有关节不稳或肿胀、疼痛时，建议去医院进行膝关节核磁共振检查以明确是否有韧带损伤，当韧带断裂时往往需要手术治疗。

（5）滑膜炎症

膝关节内的滑膜组织通过分泌滑液来营养关节软骨和润滑关节、减少磨损。然而滑膜在受到刺激或发生炎症性病变时可分泌大量炎症性的滑液，造成关节的积水、疼痛。多种原因如骨关节炎、类风湿性关节炎、外伤及痛风等均可能造成膝关节的滑膜炎，而寒冷、过量运动、外伤、烟酒、疲劳等均可能诱发滑膜炎的发作。因此针对滑膜炎，我们要找到其病因所在，并针对病因进行治疗，同时尽量避免可导致滑膜炎发作的刺激因素。

（6）天气的变化

膝关节有过病变或手术的人在下雨前往往会感觉到膝关节疼痛。这是因为下雨前气压、湿度、温度往往会有明显的变化，这种变化可能会影响到关节局部的血液循环，造成代谢废物堆积，其中乳酸和炎症因子的积聚会让人感到关节酸、胀、疼。

除了上述原因，膝关节骨挫伤、滑膜皱襞综合征、关节内游离体、髌股关节紊乱及腘窝囊肿等均可能造成膝关节疼痛。当出现膝关节疼痛时，我们要给予重视，及时去医院就诊。在疾病早期时进行干预，以免病情持续恶化。

28．跑步会伤膝关节吗

跑步是一项深受广大人民喜爱的运动，可有效锻炼身体的各种机能。随着人们健康意识的提高，越来越多的人加入到跑步大军中。然而人们对跑步一直有种顾虑，担心跑步会伤害膝关节，甚至有"跑步百利唯伤关节"的说法。那么跑步是否会伤害到膝关节？其实目前的研究显示跑步是对膝关节有保护作用的。研究结果显示，久坐不动人群的骨关节炎发生率为10.2%，而健身跑步者的关节炎发生率仅为3.5%，且无论跑者跑步的距离是多少，均可减少骨关节炎的发生率。

尽管总体而言跑步对膝关节有益，然而不适当的跑步仍可能对膝关节造成损伤。事实上，跑步可增加肌肉的力量和骨骼的强度从而增加膝关节的耐磨性，同时跑步还可促进膝关节的血液循环，增加其营养供应，但跑步也会对膝关节软骨产生一定的磨损。因此当跑步对软骨的直接磨损作用超过其对膝关节的保护作用时，会对关节造成损害。

因此，健康跑步的关键是减少跑步对膝关节软骨的磨损。那么，如何才能减少跑步对关节软骨的磨损呢？

1）并非所有人都适合跑步。在跑步时，每1 kg的体重将会给膝关节增加5～10 kg的负担，因此肥胖人群跑步时膝关节软骨的磨损将会显著增加。对于体重超标的人群，建议先通过控制饮食及游泳、快走等方式将体重降至标准范围后再跑步。而对于患有膝骨关节炎的中老年患者，也不建议跑步，因为跑步时膝关节软骨间的摩擦会加重膝关节炎症。

2）跑步是一项枯燥无味的运动，贵在持之以恒。跑步时要学会控制跑步的运动量，在加运动量时要循序渐进，当身体和肌肉感到疲乏时要减运动量和休息。要减少速跑，更高的速度意味着更大的冲击力，对膝盖伤害的可能更大。同时速跑会使腿部在落地时的弯曲度减少，作用力会直接传给膝盖，对其造成冲击。

3）跑步的姿势对膝关节的保护有重要影响。首先，在脚落地的时候应尽可能地控制脚踝的位置在膝盖的正下方或是略偏后一点处，此时膝盖处的弯曲将对膝关节受力起到较好的缓冲作用。其次，脚部落地点尽可能控制在前脚掌，重心最好落在正对大脚趾和二脚趾之间的前脚掌位置。这个位置为腿部合理的受力点，受力点无论是更靠脚的外侧、内侧或后部都会加大对膝盖的冲击力。再次，尽量保持身体的稳定，不要左右摇晃，因为膝盖正面承受体重的能力最强，而左右摇晃会让身体重心在侧向不断改变，给膝盖造成侧向冲击力。

4）下肢及核心力量对膝关节的保护至关重要。可采取力量训练，如负重深蹲等增强下肢及核心力量，从而减少跑步时膝关节软骨的磨损。

5）专业的跑鞋具有减震功能，可以减少对膝盖的冲击力，因此跑步时穿着合脚的专业跑鞋是非常有必要的。同时，尽量在塑胶跑道上进行跑步，因为塑胶跑道具有一定的减震作用，从而可减少膝关节的受力。

总之，合理的跑步不仅可以锻炼身体，还对大多数人的膝关节也有保护作用。

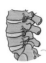

29．什么是骨质疏松？得了骨质疏松但没什么不舒服，要治疗吗

随着人年龄的增大，骨质疏松症的发病率越来越高，骨质疏松是老年人必须重视的健康问题。骨质疏松，顾名思义就是骨量下降、骨的显微结构破坏，导致骨的脆性增加、强度降低。临床上常见的症状除了腰腿疼痛、抽筋、身高变矮，还有容易发生骨折。骨折也是骨质疏松症最主要、最严重的危害。骨质疏松症患者骨折后经常存在愈合缓慢甚至不愈合的情况。久久无法愈合的骨折让患者只能长期卧床，从此失去独立生活的能力，给健康和生活都带来严重的影响。因此，骨质疏松的危害远比人们想象的严重。并不是没有腰腿疼痛这些不舒服就可以不治疗，骨质疏松症的治疗目的是预防发生骨质疏松性骨折。

什么是骨质疏松性骨折？一些老年人进行单纯日常活动或受到轻微外力作用就发生骨折，如咳嗽打喷嚏导致脊椎骨折、下公车时跨步导致股骨颈骨折，更有陪孙辈玩耍时被撞一下就骨折的案例，而在正常情况下这些外力是不会引起骨折的。这类由骨质疏松导致的、在轻微外力下或没有外力的作用下就发生的骨折称为骨质疏松性骨折，常发生于脊柱、髋部、手腕等部位。

　　骨质疏松症最常见于老年女性患者，但并不是只有老年人才会得骨质疏松症。骨质疏松分为原发性骨质疏松和继发性骨质疏松。原发性骨质疏松包括绝经后骨质疏松、老年骨质疏松和特发性骨质疏松（包括青少年型）。继发性骨质疏松指任何影响骨代谢的疾病或药物等引起的骨质疏松。因此骨质疏松症可发生于任何年龄，但对青年人的骨质疏松需要进一步查找病因。

30. 哪些人群易得骨质疏松

　　11～16岁处于成长发育阶段的青少年、孕产妇、35岁以上人群（骨量开始走下坡、更年期雌激素水平降低）、饮食和生活习惯不健康者（长期、大量食用含草酸、膳食纤维等食物，吸烟、饮酒、饮甜饮料、饮咖啡、饮浓茶等）、病患者（包括糖尿病、甲亢、慢性肾病、关节炎）、长期卧床者、服用激素类药物者，这些人群属于骨质疏松症的高危人群。

国际骨质疏松基金会制定了骨质疏松风险1分钟测试题，上述人群应进行测试，经测试后发现存在骨质疏松风险的应进行骨密度检查排查骨质疏松症（表1）。

表1　国际骨质疏松基金会（IOF）骨质疏松症
　　　风险1分钟测试题

编号		问题	回答
不可控因素	1	父母曾被诊断有骨质疏松或曾在轻摔后骨折？	是□ 否□
	2	父母中一人有驼背？	是□ 否□
	3	实际年龄超过40岁？	是□ 否□
	4	是否成年后因为轻摔后发生骨折？	是□ 否□
	5	是否经常摔倒（去年超过一次），或因为身体较虚弱而担心摔倒？	是□ 否□
	6	40岁后的身高是否减少超过3 cm以上？	是□ 否□
	7	是否体质量过轻？	是□ 否□
	8	是否曾服用类固醇激素（如可的松、泼尼松）连续超过3个月？（可的松通常用于治疗哮喘、类风湿关节炎和某些炎性疾病）	是□ 否□

续上表

编号	问题	回答
9	是否患有类风湿关节炎？	是□ 否□
10	是否被诊断出有甲状腺功能亢进或是甲状旁腺功能亢进、I型糖尿病、克罗恩病或乳糜泻等胃肠疾病或营养不良？	是□ 否□
11	（女士回答）是否在45岁或以前就停经？	是□ 否□
12	（女士回答）除了怀孕、绝经或子宫切除外，是否曾停经超过12个月？	是□ 否□
13	（女士回答）是否在50岁前切除卵巢又没有服用雌/孕激素补充剂？	是□ 否□
14	（男士回答）是否出现过阳痿、性欲减退或其他雄激素过低的相关症状？	是□ 否□
15	是否经常大量饮酒（每天饮用超过2单位的乙醇，相当于啤酒500 g、葡萄酒150 g或烈性酒50 g）？	是□ 否□
16	目前习惯吸烟，或曾经吸烟？	是□ 否□
17	每天运动量（包括做家务、走路和跑步等）少于30分钟？	是□ 否□

生活方式（可控因素）

续上表

编号	问题	回答
18	是否不能食用乳制品，又没有服用钙片？	是□ 否□
19	每天从事户外活动时间是否既少于10分钟，又没有服用维生素D？	是□ 否□
结果判断	上述问题，只要其中有一题回答结果为"是"，即为阳性，提示存在骨质疏松症的风险，建议进行骨密度检查。	

31. 检测骨质疏松有哪些方法

骨密度及骨测量的方法比较多，通过骨密度检查可以检测我们的骨是否健康。不同的方法在骨质疏松症的诊断、疗效监测及骨折危险性评估中的作用有所不同。目前公认的骨质疏松症诊断标准是基于双光子能量骨密度测定（DEXA，dual energy x-ray absorptionmetry）测量的结果。这是目前较为准确、方便的骨质疏松检测方法，检测过程和拍X光片差不多，一般只需要10～15分钟就可以测出股骨和脊柱的骨密度，接受的辐射只有常规X线的1/10。DEXA可以帮助我们发现骨质疏松，确定骨质流失的速度、预测骨折的风险，也可以追踪骨质疏松的发展、监测药物治疗的效果，是目前临床最常用的骨质疏松症的检查方法。

大家平常可能在药店或者零售店见过测量脚后跟的骨密度超声仪。虽然超声仪可以预测一定的骨折风险，但准确性比不上DEXA。超声仪无法测量股骨和脊柱的骨密度，而这两个部位的骨折危害是最大的。另外，超声仪重复测量的准确性也不高，没有办法对比前后测量的数据，因此超声仪并没有被标准用于多次测量评估骨密度的变化。

目前临床和科研常见的骨密度测量方法还有定量计算机断层照相术（QCT）、外周QCT和定量超声等。

胸腰椎X线的侧位显像常作为判断骨质疏松性压缩性骨折首选的检查方法，因此X光片检查结果没异常只能说明不存在骨质疏松性骨折，但不代表没有骨质疏松症，要明确是否患骨质疏松症要到医院进行双光子能量骨密度测定（DEXA）测量。

32．为什么吃钙片治不好骨质疏松

　　我们常常听到"喝骨头汤预防骨质疏松，吃钙片治疗骨质疏松"的说法，这到底对不对？老百姓普遍相信喝骨头汤能预防骨质疏松，这可能源自"缺啥补啥，吃啥补啥"的观点，肾不好就吃动物肾脏，肝不好就吃肝，而骨质疏松是骨不好，那就喝骨头汤。其实，骨头汤里的钙含量远比不上一杯牛奶，而且骨头汤里溶解了大量骨内的脂肪，不仅油腻，经常食用还可能引起血脂、血尿酸升高。

　　骨质疏松是骨的代谢异常所致的，可出现钙吸收变差的情况，但如果单纯补钙，不能得到有效吸收，是起不到治疗作用的。而骨质疏松的治疗，除了促进骨的吸收，还应抑制骨的破坏、促进骨的形成，因此骨质疏松症患者确实需要补钙，但单纯补钙是不可能治好骨质疏松症的，补钙和治疗骨质疏松症是两码事。

　　骨质疏松症的治疗分为基础措施、药物干预和康复治疗。

　　1）基础措施包括调整生活方式和骨健康基本补充剂。生活方式的调整包括：①加强营养、均衡膳食。建议摄入富含钙、低盐和适量蛋白质的均衡膳食，推荐每日蛋白质摄入量为0.8～1.0 g/kg，并每天摄入牛奶300 mL或相当量的奶制品。中国营养学会膳食钙参考摄入量如表2所示。②充足的日照。建议上午11点至下午3点，晒太阳15～30分钟，每周2次，促进体内维生素D的合成，但要注意避免强烈阳光照射，以免灼伤皮肤。③规律运动。运动可以改善人体的敏捷性及平衡，降低跌倒的风险，还有助于增加骨密度。适合骨质疏松症患者的运动包括负重运动及抗阻运动，肌肉力量练习包括重量训练，其他抗阻运动及行走、慢跑、耍太极拳、练瑜伽、跳舞和打乒乓球等。运动应循序渐进、持之以恒，在开始新的运动前应咨询临床医生。④戒烟。⑤限酒。⑥避免过量饮用咖啡。⑦避免过量饮用碳酸饮料。⑧尽量避免或少使用影响骨代谢的药物。

表2　中国营养学会膳食钙参考摄入量

年龄段	膳食钙参考摄入量 / (mg · d^{-1})
<6月	200
7～12月	250
1～3岁	600
4～6岁	800
7～10岁	1000
11～13岁	1200

续上表

年龄段	膳食钙参考摄入量 / (mg · d^{-1})
14～17岁	1000
18～49岁	800
>50岁	1000
孕早期	800
孕中晚期、哺乳期	1000

（引自《中国居民膳食营养素参考摄入量速查手册》，中国标准出版社2014年版。）

骨健康补充剂包括补充钙剂和维生素D。无论是何种骨质疏松症，均应补充足量的钙剂，尤其是老年人和绝经后的骨质疏松症患者，推荐每日补充钙500～600mg。选择钙剂时需要考虑其钙元素的含量、安全性和有效性。不同种类钙剂中的元素钙含量如表3所示。补充钙剂须适量，超大剂量钙剂可能增加肾结石和心脑血管疾病的风险。在骨质疏松症的防治中，钙剂应与其他药物联合使用，单纯补钙无法替代其他抗骨质疏松药物的治疗。

表3　不同钙剂的元素钙含量

化学名	元素钙含量 /%
碳酸钙	40.00
磷酸氢钙	23.3

续上表

化学名	元素钙含量 /%
氯化钙	27
醋酸钙	22.2
枸橼酸钙	21.00
乳酸钙	13.0
葡萄糖酸钙	9.30

　　维生素D不仅能促进钙的吸收，对老年性、绝经后的骨质疏松症和糖皮质激素引起的骨质疏松症，均具有维持骨量、减少骨质丢失、降低骨折风险的作用，而维生素D不足还会影响其他抗骨质疏松药物的疗效。成人维生素D推荐摄入量为每日400 IU；65岁及以上老年人因缺乏日照、摄入少和吸收障碍常有缺乏维生素D，推荐摄入量为每日600 IU；用于骨质疏松症防治的剂量可为每日800～1200 IU。

　　2）治疗骨质疏松的常见药物主要是抗骨质疏松药物，目前最常用的是双膦酸盐，如福善美、密固达，其主要作用是抑制骨质的破坏，其优点是半衰期长，在体内的药效可以持续几个月甚至一年。因此，口服制剂的服用频次是每周1次，针剂是每个月1次或每年1次。降钙素曾经是治疗骨质疏松症的首选药，但因为长期使用会增加患癌症的风险，目前主要短期用在骨质疏松性骨折疼痛明显的患者身上。临床上还有甲状旁腺素类似物、锶盐等药物，这些都需要专科医生根据患者的病情来综合选择。

3）康复治疗主要包括运动疗法、物理因子治疗、作业疗法及康复工程等。

人人都会变老，骨量自然会流失，因此每个人都可能面临骨质疏松症和骨质疏松性骨折的威胁，只要我们提高认识、健康生活、积极预防，相信都能有强壮的骨骼。

33. 特殊的关节痛：痛风

痛风是因血尿酸水平过高导致尿酸结晶沉积在关节内而引发的一种疾病，沉积的结晶导致关节内和关节周围出现疼痛性炎症发作。高尿酸血症是导致痛风的直接原因。据统计，我国目前有高尿酸血症患者1.6亿人，痛风人数超过1600万人，痛风已成为名副其实的常见病、多发病。

（1）痛风有什么表现

在急性发作期，关节肿痛是首要症状。痛风首次发作的最常见部位是第一跖趾关节，也就是大脚趾与脚掌连接的位置。因为第一跖趾关节位于肢体末端，血液循环较差，血流缓慢，尿酸盐比较容易沉积在此处。此外，局部血液循环不佳会导致组织相对缺氧，酸性物质代谢产生增加，尿酸盐溶解减少。

当痛风发作时，止痛是第一任务，但是在缓解期控制尿酸水平才是根本。如果尿酸控制不佳，痛风发作就会逐渐频繁，最后导致关节损伤。晚期痛风患者会出现关节肿大、僵硬、畸形和活动受限，可能出现痛风石。痛风石是慢性痛风性关节炎的特征性标志。

痛风石是怎样形成的？痛风石是人体内尿酸盐的结晶沉积引起周围组织反复发生炎症的慢性类肉芽组织，其外观为一个个包块。痛风石可导致关节活动受限，逐渐破坏关节，引起关节畸形，甚至还可能导致皮肤溃疡和感染。痛风石的形成速度与高尿酸血症的程度、持续时间相关。痛风石的形成过程十分隐匿，常常在尿酸盐沉积诱发周围组织炎症，引起关节剧烈疼痛，或关节局部出现结节、变形后才发现。

痛风的表现并不仅仅是关节痛、形成痛风石、关节畸形，痛风还会导致许多并发症，如肾结石、痛风肾炎等。我们体内的尿酸主要通过肾和肠道排出，其中70%的尿酸通过肾脏排泄。尿酸经肾脏的肾小球滤过后，由近端肾小管重吸收，未被吸收的部分通过尿液排泄。高尿酸血症或痛风患者会有大量尿酸盐结晶沉积于肾间质及肾小管内，若肾小管发生阻塞则引起急性肾衰竭。尿酸盐结晶沉积于肾髓质可引发慢性尿酸性肾病。因此，对于痛风或高尿酸患者，肾脏的检查（肾功能、尿常规、肾脏彩超）必不可少。

（2）体内的高尿酸是怎么来的

血液内的高尿酸是痛风发生的源头，那么尿酸多高才算异常？临床上认为，高尿酸血症就是血清尿酸浓度升高超过血清尿酸盐的溶解极限，其中男性的上限是420 μmol/L，女性的上限是360 μmol/L。当血清的尿酸浓度超过血清尿酸盐的溶解度极限420 μmol/L时，尿酸会处于饱和状态，尿酸盐晶体将析出并沉积在关节和其他组织中，成为引发痛风的直接原因。目前，我们将血清尿酸水平增高但尚未发生痛风（即关节炎或尿酸性肾结石）的情况定义为高尿酸血症。那么，尿酸是怎么产生的？尿酸是嘌呤的代谢产物。嘌呤是构成遗传物质的重要组成部分，存在于人体之中，也广泛存在于平时吃的食物中。不管是蔬菜还是肉类，都含有嘌呤，区别只是含量的高低而已。人体内有20%的嘌呤从食物中获取，剩下80%的嘌呤则由人自身合成。人体合成嘌呤的过程涉及很多生物化学反应，一些关键的酶参与这些生物反应。当这些酶的产生、降解或功能出现异常，嘌呤的合成与代谢就会出现异常，从而引起疾病。正常情况下（即人无基因缺陷疾病），人体自身合成和降解嘌呤趋于平衡，于是富含嘌呤的食物就成了日常嘌呤负荷的主要来源。因此，控制高嘌呤食物的摄入，是高尿酸血症或痛风患者必须要采取的措施。

（3）怀疑患了痛风，需要做哪些检查

是不是单纯根据痛风急性、慢性期的临床表现就能明确痛风的诊断？答案是否定的。因为痛风与一些疾病如骨关节炎、类风湿关节炎等在部分临床表现方面十分相似，所以单纯根据症状有时难以鉴别，而需要实验室和影像学检查来帮助进一步明确诊断。

痛风是一种代谢性疾病，与嘌呤代谢紊乱和（或）尿酸排泄减少所致的高尿酸血症直接相关。因此，痛风患者首先要检查的是尿酸。一些痛风患者急性发作时的尿酸水平是正常的，甚至还比之前降低了，为什么会这样？有几个可能的原因：①在痛风急性发作时，体内炎症因子的水平显著升高，如白细胞介素6，它的升高与血清尿酸水平的降低显著相关。②在痛风急性期，血清中本来高浓度的尿酸因为超过其饱和度，析出沉积到关节、肾脏等处，从而降低尿酸水平。③痛风急性发作时，患者食欲减退或者特意控制饮食，减少嘌呤的摄

入，从而减少尿酸的合成。④一些患者在急性痛风发作前或发作后服用降尿酸的药物，导致尿酸降低。因此，要想准确测量尿酸的水平，需要在痛风间歇期或慢性期未服用降尿酸药物的时候检查。

除检查尿酸外，在痛风急性发作时，由于全身炎症反应明显，可能出现白细胞增多、红细胞沉降率增快及C反应蛋白升高等表现。另外，痛风常常合并一些其他疾病，如合并肾功能损害时，肌酐、尿素水平会偏高，肾小球滤过率下降，严重者甚至可能出现肾功能衰竭。因此，对于初次痛风发作的患者，需要做以下实验室检查：

1）尿常规。主要是评价尿的pH，看看尿液是偏碱性还是偏酸性；医生可以根据尿pH，调整碱化尿液的药物用量；还需要判断尿的白细胞、尿蛋白情况，明确是否有尿酸水平升高导致肾脏疾病的可能性。

2）生化指标。生化指标包括肝肾功能、血脂、血糖等。通过肾功能检查，可明确肌酐、尿素氮、肾小球滤过率有无变化；检查转氨酶、转肽酶、胆红素等的水平，以明确肝脏和胆囊的功能有无问题；检查血脂（主要是甘油三酯和胆固醇）和血糖水平，以明确有无合并高血脂和高血糖。

3）其他检验。其他检验包括血常规、血沉、C反应蛋白等，这些检验结果可提示有无炎症反应。

痛风诊断的"金标准"是关节穿刺液的检查——在偏振光显微镜下找到负性双折光的细针状尿酸盐结晶。但由于关节穿刺是有创操作，患者的配合程度低，且小关节的关节穿刺难度较高，需要专业人员进行操作，且它检出的阳性率不高，还有出血、感染等并发症的风险，因此这种操作在临床应用中有较大的局限性，通常不作为首选检查。但是对于一些难以诊断的患者，关节穿刺检查尿酸结晶是一种有效、可靠的方法。

影像学检查方面，X线检查可以较好地显示骨质的情况，且经济成本较低，普遍为患者接受，因此X线检查已经成为一种痛风诊断中传统的常用成像方法。在痛风患者中，X线检查可以发现偏侧性的软组织肿胀影，显示穿凿状、虫噬样的骨质缺损，关节间隙变窄，囊状的骨密度减低区及骨皮质上存在的骨膜反应（如呈小花边状、波浪状、硬化等）；到了病变后期，可以显示范围扩大的骨质缺损、软组织内钙化影不规则、不同程度的脱位和关节畸形及钙化的痛风石。但痛风早期变化的X线检查的检出率和敏感性较低，当出现阳性结果时，病情多已进展至中晚期。如果在疾病早期应用X线检查，容易发生漏诊或误诊的情况。与X线相比，CT对痛风石、骨质破坏的检出率更高，尤其对细微的骨质破坏、微小的痛风结节、微小的痛风石钙化显示较好，可清晰显示痛风结节数量、骨质破坏的程度及范围、软组织的病变及关节腔积液，还能够清晰鉴别尿酸结晶沉积与非尿酸结晶沉积。对于痛风的诊断，超声有其独特的优势：超声可以灵敏地检测出尿酸盐沉积的情况。痛风早期可能有滑膜增厚及滑膜表面生成丰富的血管的情况，超声可以动态检测局部的血流量，反映疾病的活动情况。超声可发现液性暗区，非常清晰地反映关节腔的积液情况。超声能发现X线不能发现的细小骨质侵蚀，对疾病早期的诊断有重要的意义。对于痛风石，超声也能灵敏地识别，还能发现软组织的增厚以及韧带的损伤。但超声不能穿透骨骼，不能清晰地显示骨骼和骨内结构，只能检测一部分关节软骨、滑膜组织和关节内韧带，这是因为超声波所能探测的深度有限。超声检查还容易受检查者经验和技术水平的影响，因此痛风的检出率以及结果的准确性也存在一定的差异。

（4）痛风急性发作，应该怎么治疗

痛风急性发作时首先是止痛。非甾体抗炎药（NSAIDs）是镇痛的首选药物，也是《2016中国痛风诊疗指南》中治疗急性痛风首位推荐药品。人体内发生炎症（如痛风发作）时，环氧合酶（COX）会被激活，进行一系列复杂的生化反应，最终生成大量前列腺素等

炎症物质，让我们感觉到疼痛。NSAIDs这类药可以抑制COX的活性，通过抑制炎症反应，从而达到止痛的效果。但根据作用机制的不同，NSAIDs药可进一步分为非选择性和选择性两类。非选择性的NSAIDs药对胃肠道损伤（如胃肠道穿孔、消化道出血）的风险相对更大。这类止痛药有乐松、布洛芬、萘普生、双氯芬酸、吲哚美辛等。选择性NSAIDs药对胃肠道副作用明显降低，但可能增加心血管方面的风险（还需要进一步的研究数据支持），这类止痛药有塞来昔布、依托考昔等。

如果患者无法耐受NSAIDs药物怎么办？《2016中国痛风诊疗指南》建议：当患者对非甾体抗炎药有禁忌证时，可单独使用低剂量秋水仙碱进行治疗。低剂量的秋水仙碱（1.5～1.8 mg/d）与高剂量相比，药效无异，安全性更好，不良反应也更低。秋水仙碱是最早应用在临床上治疗急性痛风的药物之一，它通过抑制白细胞趋化和吞噬作用，减轻炎症反应，从而达到抗炎止痛的功效。但是，秋水仙碱对肠胃并不友好，引起腹泻等不良反应的概率较高，且影响肝肾功能，停药现象非常常见。

此外，《2016中国痛风诊疗指南》指出，短期使用糖皮质激素（30 mg/d，3 d）用于痛风急性发作，镇痛效果与非甾体抗炎药相当，而副作用未见增加，特别适用于秋水仙碱和NSAIDs均失效或使用受到限制的时候。

许多人对激素的使用存在一定误解，盲目抵触，一听就怕。其实，短期（3天）口服激素的止痛效果较佳，副作用也不大。糖皮质激素除口服外，还可以进行关节腔局部注射，一样能达到立竿见影的效果。

除了药物治疗，冷敷是比较便捷的物理治疗方案。

长期高尿酸血症会导致关节中出现许多尿酸盐结晶沉淀，在显微镜下，这些尿酸盐结晶基本是呈细针般模样，这么尖锐的东西容易破坏关节内局部滑膜细胞和免疫细胞等，使局部细胞坏死，诱导免疫细胞尤其是中性粒细胞的迁移及浸润，导致局部炎症因子的大量释放，毛细血管的扩张，关节腔和组织间隙的大量渗液，进而引起关节红肿、疼痛及皮温升高。

冷敷具有麻痹神经、减轻疼痛、收缩血管、使局部充血减少、改善尿酸结晶诱发的炎症反应的作用。因此，在痛风急性发作时对局部关节行冷敷，可以有效地降低局部皮肤温度，缓解关节红肿、疼痛，缓解炎症反应。

需要注意的是，痛风急性发作时不能热敷，发热的烤灯、红外线的康复理疗灯、发热的敷贴等治疗都不合适。相反，冷敷是急性痛风发作时缓解疼痛的好办法。如果觉得温度太低，可以垫上一块柔软的毛巾，每次冷敷10～20分钟即可有效缓解疼痛。

急性痛风发作时除局部疼痛关节冷敷这一小妙招外，以下几个小诀窍也可以减轻疼痛：①给患者抬抬疼痛的腿，让"顽皮"的血液流回去，减轻关节水肿；②尽量别做剧烈运动，多休息；③嘌呤含量高的食物尽量不要食用，如海鲜、老火汤、动物内脏等；④戒烟戒酒，不喝可乐、果汁等果糖含量高的饮料，多喝水以促进尿酸的排泄。

（5）怎么治疗慢性期痛风？

慢性期痛风治疗的核心是降低尿酸水平。痛风急性发作时，最好在24小时内使用消炎止痛药，如非甾体抗炎药、秋水仙碱或糖皮质激素。关节不痛了是不是就可以不用了？当然不是。痛风治疗的目标是预防痛风性关节炎复发，促进痛风石的溶解，慢慢地排空体内沉积的尿酸盐结晶，达到治愈的目标。要达到这个目标，只能规范地降低尿酸水平。

什么时候开始降低尿酸水平？在痛风第一次发作时，疼痛缓解1～2周后，开始规律地使用降尿酸药物，从小剂量开始，逐渐增加到能使血尿酸浓度低于360 $\mu mol/L$，并维持治疗。当然，也有在急性期疼痛有效控制的时候就可以开始规律地进行治疗，这样患者的依从性更好，更容易控制尿酸——很多患者在疼痛缓解1～2周后，就疏于到医院复诊。但是，在急性期就开始降尿酸也是有风险的，可能使疼痛反复发作的概率增加。因此，目前临床医生比较一致的观点是疼痛缓解1～2周后开始降低尿酸水平。部分患痛风多年的患者，由于疼痛一直持续，也可以在控制疼痛的同时就降低尿酸水平。

常用的降低尿酸水平的药物有哪些？在痛风慢性期，降低尿酸水平的方法分为抑制尿酸生成与促进尿酸排泄两种。国内外常用的抑制尿酸生成的药物有别嘌醇和非布司他；促进尿酸排泄的药物有苯溴马隆和丙磺舒，还有清除尿酸的尿酸酶。我国最新的痛风治疗指南指出：在抑制尿酸生成的药物中，非布司他的有效性及安全性优于别嘌醇；在促进尿酸排泄的药物中，苯溴马隆的有效性及安全性优于丙磺舒；尿酸酶，只有在严重的高尿酸症的时候才考虑应用。

降低尿酸水平期间，痛风急性发作怎么办？降低尿酸水平的最终目标是将局部组织的尿酸盐结晶溶解到血液中，再通过小便（为主）和大便排出，使血尿酸浓度稳定控制在360 μmol/L以下。但是在治疗初期，由于血中的尿酸浓度降低了，关节沉积的尿酸盐就会溶解到血液中，这个过程会导致痛风急性发作，出现关节红、肿、热、痛。这也是降低尿酸水平就出现关节痛的原因。在降低尿酸水平初期，服用小剂量的非甾体抗炎药或小剂量的秋水仙碱，能有效降低痛风急性发作的次数和强度。不要擅自治疗，应在医生指导下进行降低尿酸水平的治疗并止痛，这样才能够保证尿酸水平稳定下降，使痛风真正地被控制。